ASSOCIATION FRANÇAISE

POUR

L'AVANCEMENT DES SCIENCES

CONGRÈS DU HAVRE

1877

M

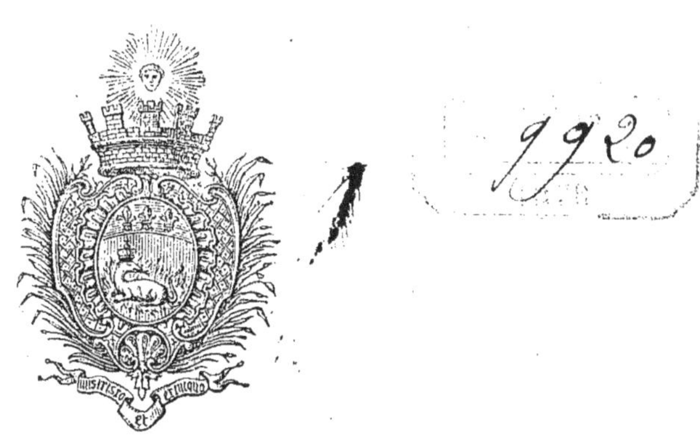

PARIS

AU SECRÉTARIAT DE L'ASSOCIATION

76, rue de Rennes.

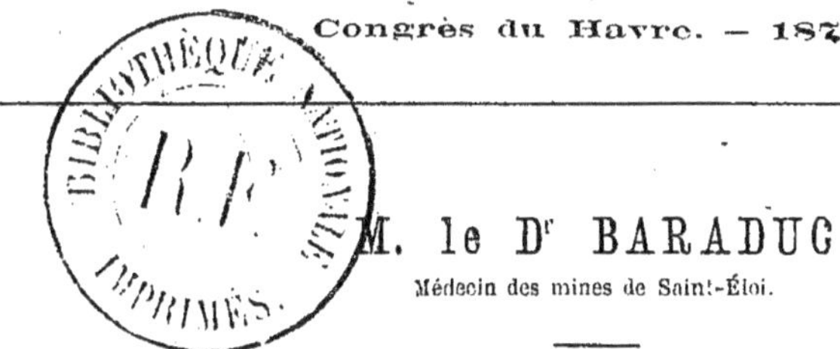

M. le Dr BARADUC

Médecin des mines de Saint-Éloi.

RELATION D'UNE ÉPIDÉMIE DE FIÈVRE TYPHOÏDE

— Séance du 29 août 1877. —

Par ce temps de controverse sur la nature et l'étiologie de la fièvre typhoïde, il peut être utile de faire l'histoire d'une épidémie que je viens d'observer, dont la localisation très-extraordinaire a permis d'étudier la plupart des conditions de production et d'extension, de manière à jeter quelque jour sur les questions encore débattues. Je me bornerai à raconter les faits tels que je les ai observés et je serai sobre d'appréciations, laissant à de plus compétents le soin de tirer parti des matériaux que j'apporte.

Je commencerai, si vous le voulez bien, par quelques mots sur la topographie des lieux.

I

La Côte-Bidon est une colline allongée qui termine, au nord, le département du Puy-de-Dôme dans la pointe extrême qu'il fait vers le département de l'Allier. A l'ouest et au sud, la pente est plus abrupte ; des deux autres côtés, la colline se termine par un plateau mouvementé, l'altitude est de 680 mètres environ ; le sol sablonneux et léger repose sur un granit friable qui règne un peu partout dans la région. Le long de ce plateau, depuis le commencement en pente douce vers les Citons au nord-est, jusqu'à la route nationale de Clermont à Tours à l'ouest, se trouvent trois hameaux et quelques maisons isolées. Ceux-ci sont à peine distants les uns des autres de plus de 500 mètres. La côte est, pendant la plus grande partie de l'année, balayée par les vents d'ouest.

La manière de vivre, les habitudes sont les mêmes sur tout le plateau ; le travail y est exclusivement agricole, sauf quelques jeunes gens qui vont aux mines. Les habitants de ces villages, comme dans le reste du pays, vivent dans un oubli complet des lois de l'hygiène la plus élémentaire : les maisons sont mal construites, mal aérées, mais comme elles sont encore plus mal éclairées, on y tient ordinairement la porte ouverte ; les familles nombreuses sont entassées dans une pièce unique ; les fumiers sont aux portes. Il ne semble pas que la malpropreté et la mauvaise odeur qui l'annonce cachent des agents morbifiques bien dangereux, car, depuis douze ans, je n'y ai pas vu un seul cas de fièvre typhoïde et dans les deux épidémies, l'une de variole (1870-71), l'autre d'érysipèle (1873) que nous avons traversées, les cas de l'une ou de l'autre ont été très-rares, malgré l'absence complète des plus simples précautions.

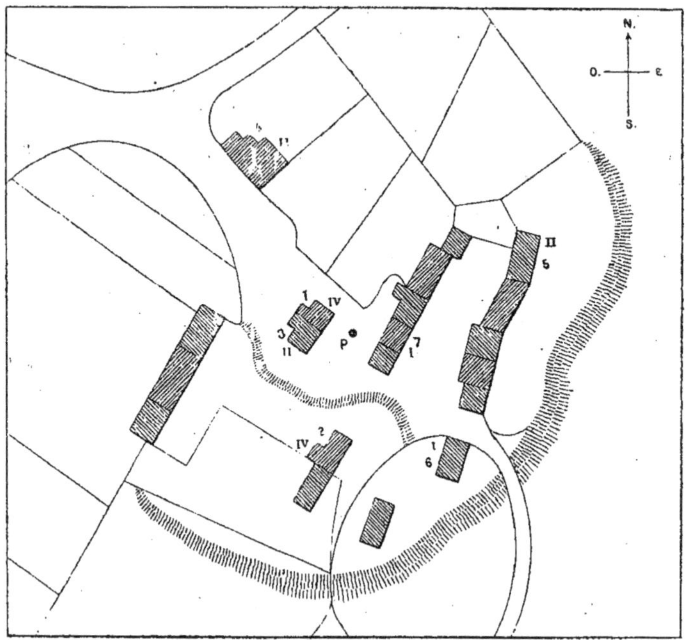

Fig. 97. — Les chiffres romains indiquent le nombre des malades,
et les chiffres arabes les numéros d'ordre.

C'est dans ce milieu qu'éclata en novembre 1876, l'épidémie de fièvre typhoïde. Des trois villages qui se trouvent sur le plateau un seul fut atteint, celui qui porte le nom de la côte sur laquelle il est situé et qui se trouve à peu près à égale distance des deux autres. Il est aussi le plus populeux et ses habitants, au mois de novembre, se répartissaient ainsi :

Garçons	15	5 de moins de 10 ans.	
		3 au-dessus. 3	
		7 de 0 à 2 ans. 7	
Filles	9	1 de moins de 10 ans. 1	
		8 au-dessus. 8	

Hommes	6	2 de 20 à 40 ans	2
		4 de 40 à 68 ans	4
Femmes et Veuves	11	3 de 20 à 40 ans	3
		8 de 40 à 70 ans	8

Ces 41 habitants forment onze ménages et occupent dix maisons.

Cette population est particulièrement saine et ne compte pas un infirme. Des liens de famille oubliés ou récents doivent exister, car, sur les dix maisons, huit sont occupées par des Bidons. La taille est moyenne, les formes un peu grêles, le visage souvent d'une grande finesse de traits sinon d'expression, particulièrement chez les Bidons. Les maisons sont groupées dans une dépression peu sensible du sol et quelques-unes, de la sorte, un peu abritées. Elles sont assez rapprochées mais non contiguës, et toutes dans un état de négligence qui n'est pas seulement apparent. Les excréments et les ordures sont, comme dans tous nos villages, jetés au hasard au devant des portes et le fumier provenant des étables placé au devant des habitations.

Ce hameau a un seul puits placé sur la portion la plus déclive de la dépression ; de sorte que, autour de la margelle, règne une sorte de mare provenant du lavage par l'eau de pluie des parties du village placées plus haut. Ce puits, très-mal maçonné, peu profond, reçoit les infiltrations provenant des alentours ; cependant l'eau en est généralement bonne, elle baisse peu en été et les habitants, qui n'ont pas d'autre source captée, se servent exclusivement de l'eau de leur puits pour tous les usages.

Voici un plan du village (fig. 97) sur lequel j'ai numéroté les maisons dans l'ordre où elles ont été atteintes et sur lequel on peut suivre facilement la marche de l'épidémie. Les chiffres arabes indiquent l'ordre, les chiffres romains le nombre de malades par maison. Le puits est à la lettre P.

II

Le premier cas de fièvre typhoïde se montra vers le milieu de novembre et, pendant l'hiver si particulièrement doux, cette année, la maladie s'est développée dans le village de la Côte-Bidon et y a pris des proportions tout à fait inusitées, puisque sur 41 habitants, 16 ont été atteints, et 2 ont succombé.

Le 20 novembre 1876, je fus demandé pour voir la fille Bidon Marie, âgée de 13 ans, malade depuis le 16. Elle présentait déjà les principaux symptômes de la maladie ; le diagnostic *fièvre typhoïde* fut facile, le pronostic très-grave, vu l'état adynamique extrêmement prononcé. La maladie dura néanmoins 35 jours, jusqu'au 21 décembre, époque où la mort fut amenée principalement par des hémorrhagies intestinales qui résistaient à tout traitement depuis dix jours. Pendant toute la durée de la maladie, la diarrhée fut extrêmement abondante et durant la dernière quinzaine involontaire et colliquative. — Dans les jours qui suivirent, les deux sœurs, l'une de 10 ans, l'autre de 4 ans, et le frère âgé de 6 ans furent atteints de la même maladie très-suffisamment caractérisée, mais qui ne prit un caractère de gravité et de durée (environ 25 jours) que chez l'aînée des trois enfants. Le père et la mère n'éprouvèrent rien de particulier.

Dans une maison située un peu plus haut n° 2, la maladie fait son apparition le 26 décembre et prend de suite une allure des plus inquiétantes chez la femme Bidon-Bidon Marie, âgée de 27 ans. Elle débute par des épistaxis, de la constipation, se termine au bout d'un mois par une diarrhée abondante et une bronchite. Le mari est pris dans cet intervalle, mais légèrement, et son frère âgé de 31 ans, après une très-longue période prodromique, présente la maladie au plus haut degré : adynamie extrême, hémorrhagies intestinales, ataxie légère, bronchite terminale ; il guérit après deux mois de maladie. Dans la même maison, la mère âgée de 67 ans, présente à son tour des symptômes typhoïdes et garde le lit quinze jours. (Ici tout le monde fut atteint.)

Au n° 3, dès le 8 janvier et les jours suivants, la maladie éclate chez la fille Bidon, Marie, âgée de 14 ans et son frère âgé de 20 ans, ouvrier mineur. L'un et l'autre étaient rétablis le 1er février. Ici la mère âgée de 55 ans, la sœur (27 ans), son mari (27 ans), ouvrier mineur, et deux enfants en bas âge sont épargnés. Cette maison est contiguë au n° 1, où est née l'épidémie.

A la maison n° 4, la fièvre se montre avec une grande intensité et une forme tout à fait typique sur les deux jeunes filles Bidon–Duboisset, l'une âgée de 18 ans, l'autre de 13. Elles se mettent au lit le même jour (13 janvier), et, chez l'aînée, les symptômes les plus graves persistent jusqu'au 20 février. L'une et l'autre guérissent, et leur frère, âgé de 27 ans, présente dans le même temps quelques malaises généraux, un état saburral très-marqué et des accès de fièvre qui cèdent facilement. La mère âgée de 58 ans n'a point été atteinte.

Au n° 5 , la fille Durin, âgée de 19 ans, se met au lit le 15 janvier, la maladie qui débute par des vomissements présente bientôt tous les signes ordinaires de la fièvre typhoïde et se termine par la guérison au bout de trois semaines. Le père et le frère, ouvrier mineur, ne sont pas atteints, mais la mère (47 ans), est prise de la même maladie le 19 février et n'entre en convalescence que le 10 mars suivant.

A la maison n° 6, chez Bidon, dit le Grand, il y eut un cas léger sur un enfant de 12 ans.

Enfin, la veuve Bidon-Laurent (maison n° 7), âgée de 70 ans, est atteinte de fièvre typhoïde le 21 février et succombe le 9 mars.

La maladie ne fit pas d'autres victimes dans le village et l'épidémie s'éteignit en mars comme un combat qui cesse faute de combattants, tous ceux qui n'étaient pas absolument réfractaires ayant été plus ou moins atteints; j'ajouterai que parmi les personnes épargnées, deux disaient avoir eu la fièvre typhoïde dans leur jeunesse.

Dans l'automne de 1876, je n'observai qu'un seul cas de fièvre typhoïde, en dehors du village de la Côte-Bidon, cas tout à fait isolé, sporadique; à une grande distance du lieu de l'épidémie et sur un point du canton diamétralement opposé.

III

J'étais naturellement frappé de cette localisation parfaite de l'épidémie et, comme les gens de la Côte-Bidon n'avaient pas manqué d'être fréquemment visités, soignés même par des parents et des amis du voisinage; comme ce village est entouré de tous côtés par d'autres hameaux ou des maisons isolées assez rapprochées ; que la petite ville de Montaigut, située à moins de 1,500 mètres n'avait pas présenté un seul cas de fièvre typhoïde, je voyais dans ces faits une preuve de la non contagiosité de la maladie, au moins dans sa forme actuelle et malgré l'intensité de son foyer. Comme, d'ailleurs, depuis près de 12 ans, après avoir eu à soigner des cas bien nombreux de fièvre typhoïde, je n'en avais pas rencontré un seul bien positivement attribuable à la contagion, je pensais que les faits dont j'étais témoin venaient appuyer fortement la présomption que la maladie était due à des causes locales qui restaient à déterminer. J'exposai ces idées à M. le Dr R., mon confrère du voisinage; il me dit qu'il avait observé un cas indiquant une contagion bien nette et me parla d'une malade de sa clientèle qui avait contracté la fièvre typhoïde dans une visite à la Côte-Bidon, chez les Bidon-Duboisset, ses sœurs. Il semblait au premier abord qu'il y eût là en effet une contagion dans le sens qu'on attache généralement à ce mot, une contamination par une approche, par un contact assez vague, mais les faits peuvent suggérer quelque chose de plus net, de plus concret.

Cette femme n'avait pas fait de simples visites ; elle était restée une fois, plus de deux jours dans la maison infectée, occupée à soigner ses sœurs ; elle y avait couché, pris ses repas et enfin fait une lessive vers la fin de février. C'était quelques jours après ce dernier voyage qu'elle avait présenté les premiers symptômes. Cette malade est aujourd'hui parfaitement guérie.

Peu de temps après, le 30 mars, je fus moi-même appelé à soigner une jeune fille d'un village assez éloigné de la Côte-Bidon et qui avait contracté la maladie dans des conditions exactement les mêmes que la cliente de mon confrère, qui avait passé deux jours chez les mêmes sœurs Bidon, ses cousines, leur avait donné ses soins et avait aidé à la même lessive terminale. Enfin, j'ai su de source certaine qu'une des sœurs Bidon, mariée à Commentry, avait aussi habité la Côte pendant quelques jours et en avait emporté la maladie, qu'elle eut très-grave.

La maladie fut ainsi disséminée sur trois points différents, mais ne fut pas communiquée et ne s'étendit pas davantage.

Ces cas furent les seuls et sont restés les seuls dont j'ai eu connaissance, et ma dernière malade aussi a guéri. A ce propos, je ferai remarquer que les terminaisons chez tous ces malades, n'ont pas été du tout en rapport avec la violence des symptômes observés. Je ne ferai néanmoins que peu d'observations sur les traitements qui ont été suivis. Les malades n'ont point été traités systématiquement. Je ne crois pas qu'on fasse rien de bon en thérapeutique si l'on n'est éclectique, et peu de maladies se prêtent mieux et invitent plus à la médication des symptômes que la fièvre typhoïde. Je me contenterai de dire que je n'ai guère eu recours au sulfate de quinine, mais beaucoup au quinquina, au vin, aux bouillons, aux laxatifs, et enfin que je n'ai pas songé à proposer des bains froids qui me paraissent une barbarie reposant sur une théorie, et des plus étroites, mais que j'usai largement des lotions excitantes à l'eau sédative et à l'alcool camphré. Avec cela, sur 18 malades, 16 ont été guéris pour leur plus grand bonheur et non pour la gloire de telle ou telle panacée.

Voici, d'ailleurs, la courte énumération des particularités qui m'ont frappé dans cette épidémie.

1° Certitude d'une incubation de quinze jours;

2° Rareté des diarrhées, malgré l'existence chez tous les malades du gargouillement iliaque;

3° Rareté des accidents nerveux (observée d'ailleurs généralement à la campagne) ;

4° Marche et symptômes très-semblables chez tous les malades (la consanguinité y jouant peut-être un rôle important);

5° Durée moyenne, 25 jours;

6° Mortalité de 8 0/0, par conséquent inférieure à la moyenne généralement admise de 11 0/0 ;

7° Innocuité (au point de vue du développement spontané de la fièvre typhoïde), des mauvaises conditions hygiéniques et notamment de l'accumulation devant les portes des détritus organiques, des excréments humains et animaux ; leur nocuité marquée le jour où la semence typhoïde arrive sur ce terrain si bien préparé;

9° Presque certitude, comme on le verra plus loin, en faveur de la théorie de Budd sur celle de Murchison ;

10° Probabilités de la contagion par les eaux potables ;

11° Contagion immédiate nulle : les seuls cas de fièvre typhoïde développés à la Côte-Bidon ou en provenant ayant été soumis à d'autres causes que la contagion directe, les personnes atteintes ayant séjourné dans la maison, fait des lessives, bu de l'eau suspecte.

Ces remarques sont naturellement déduites de ce que j'ai raconté et de ce qui me reste à dire.

IV

Les circonstances, en effet, se prêtaient très-bien à la recherche des origines de la maladie et des causes probables d'une propagation si bien déterminée.

Le premier cas apparaît sur une enfant de 13 ans qui meurt après 35 jours de maladie. Cette enfant s'était mise au lit exactement 15 jours après une visite faite en compagnie de sa mère et de sa sœur au village de Rodde, canton de Menat, chez un oncle gravement atteint de fièvre typhoïde. Cet oncle qui venait de faire les 28 jours, avait apporté la maladie dans le village et elle y régnait en ce moment avec intensité. L'enfant, après une incubation dont je viens de faire remarquer la longueur (15 jours), est prise du même mal, succombe ; dès lors l'épidémie éclate, tout le village paraît infecté.

Il y a lieu de tenir compte ici de certains détails. D'abord, le premier cas est des plus violents, puisqu'il entraîne la mort ; il s'accompagne de diarrhées profuses et la maison de l'enfant est située précisément en face et à cinq ou six mètres du puits unique dont j'ai parlé. Autour du puits, devant la porte, on a jeté sans précautions les excréments ; près du puits on a lavé les linges salis en grande quantité ; enfin, peu avant la mort de l'enfant, alors qu'il s'est écoulé un temps moralement suffisant pour que les eaux du puits, peut-être aussi l'air environnant, aient été complétement infectés par les émanations, les infiltrations ou même les souillures plus directes, un premier cas se produit sur un point assez éloigné, puis un second dans la maison même de la malade et, enfin, en moins de deux mois, plus du tiers des habitants sont atteints.

La maladie n'est donc pas née des mauvaises conditions où se trouve de tout temps ce village. Si la théorie dit pythogénique, que Murchison a soutenue, était vraie, nos paysans côtoieraient toute leur vie une sorte de précipice terrible et, d'après Pratt, qui observait en Irlande, il ne devrait plus rester d'Irlandais. Non, les fumiers aux portes, l'encombrement dans les rez-de-chaussées humides, les excréments humains accumulés dans le voisinage des maisons n'ont point produit ici la fièvre typhoïde; elle est d'origine extérieure; il a fallu qu'un premier malade, ayant contracté la maladie au loin, soit venu souiller de ses excréments spécifiquement empoisonnés ces mares, cette eau, ces fumiers jusqu'alors innocents, et leur communiquer des propriétés nocives.

Il serait important de s'entendre sur ces mots de *contage* et de *maladies contagieuses*. Si l'on comprend sous ce nom de maladies contagieuses celles dans lesquelles le mal est transmis directement à un organisme sain par un autre organisme affecté, par un contact ou une approche directe, cette définition ne suffit pas, et pour la fièvre typhoïde, en particulier, c'est *très-indirectement* qu'ont lieu les relations entre les deux organismes. La contagion de la fièvre typhoïde existe, mais non dans le sens qu'on attache communément à ce mot, non dans le sens strictement étymologique. D'après M. W. Budd, dans les maladies contagieuses, le produit le plus caractéristique de la maladie est le principal véhicule du poison morbide. Dans la variole, par exemple, le virus morbifique, le germe communicable, réside évidemment dans les pustules, à une certaine période de leur évolution; il est répandu, en conséquence, sur toute la surface du corps et d'autant plus facile à être disséminé dans toutes les directions, d'autant plus capable de souiller les linges, les vêtements, l'air, les meubles, de se communiquer par contact médiat ou immédiat. Dans la fièvre typhoïde, l'éruption est toute intérieure; il ne peut être question des taches rosées qui sont bien peu pathognomoniques et qui manquent si souvent. Cette éruption, on la trouve sur une portion déterminée et restreinte de l'intestin; le virus ne peut donc être entraîné au dehors que par une seule voie, l'intestin; il ne peut avoir qu'un seul véhicule, les selles. Il semble ainsi que les précautions les plus simples, les soins de propreté les plus ordinaires suffiront pour l'éloigner, et la contagion sera si facile à éviter que c'est à peine si l'on pourra dire qu'il y a contagion. En effet, la fièvre typhoïde se prend bien rarement dans une simple visite, par de simples attouchements. Contrairement même, à ce que disait trop spirituellement Louis « que la fièvre typhoïde était contagieuse au moins dans les départements », je n'ai pas vu un seul cas de contagion directe un peu probable. Mais, en revanche, quand les conditions se prêtent à un contage indirect et invisible, difficile par conséquent à éviter; quand les émanations des fosses d'aisance viennent, par un conduit ouvert, à se répandre dans les maisons; quand des égoûts charrient, au milieu d'êtres humains, des selles typhoïques; quand un village est traversé par un ruisseau qui arrose en amont un autre village infecté; quand des excréments spécifiques sont jetés au hasard aux abords d'un puits dont l'eau abreuve toute une population, alors la contagion se produit et prend souvent une terrible intensité.

Je sais bien que les faits observés ici ne seraient pas suffisants pour étayer la théorie même la plus plausible, mais j'ai le droit de les placer à côté des faits analogues extrêmement nombreux qu'ont rapportés MM. Budd, Murchisson, Guéneau de Mussy, Jaccoud, etc., de ces épidémies si caractéristiques de Richmond (1847), Guildford (1867), Croydon (1865), Bruxelles (1868), Genève (1874), etc.

Je regrette aussi de ne pouvoir donner une démonstration un peu rigoureuse de l'action nuisible des eaux du puits incriminé dans l'épidémie que j'ai racontée ; un élément important manque à cette démonstration, la contre-épreuve. Il est certain que tout ce que j'ai observé permet de suspecter l'eau du puits, mais rien ne prouve qu'elle puisse l'être seule : rien ne prouve même qu'elle puisse être la principale cause ; la cause réelle nous échappe peut-être et les précautions que j'ai prescrites ont été exécutées trop incomplétement ou trop tardivement pour que je sois en droit de leur attribuer la cessation de l'épidémie. Enfin, je dois ajouter que l'examen direct de l'eau, à diverses époques, ne m'a absolument rien appris.

Quoi qu'il en soit, les relations si fréquemment observées, un peu par tous pays, entre la contamination démontrée des eaux potables et l'éclosion d'épidémies graves de fièvre typhoïde, ne sauraient être considérées comme dues à de simples coïncidences et le rôle du médecin, même lorsqu'il conserve des doutes sur l'explication, me paraît être tout tracé.

Il est malheureusement douteux que la thérapeutique fasse de très-grands progrès ; il ne l'est pas que l'hygiène en ait fait de très-réels. Nos moyens de traitement ne paraissent pas beaucoup plus certains ni plus efficaces qu'il y a cent ans, mais nous sommes arrivés en hygiène à la connaissance de certaines lois et nous pouvons aujourd'hui conseiller certaines pratiques qui peuvent rendre les plus grands services à la société comme à l'individu.

Un homme qui n'était pas médecin, mais qui avait surtout de grandes et profondes idées mêlées de quelques paradoxes, a dit : « La médecine ne « guérit pas dans le sens que nous prêtons vulgairement à ce mot; il n'y a « que les thaumaturges comme le Christ qui guérissent. La maladie est « un mouvement physiologique anormal, que la médecine reconnaît, « définit et avec lequel elle nous enseigne la meilleure manière de nous « comporter, en attendant que la nature le fasse finir. » Il me semble que cela n'est point paradoxal, dit des fièvres et particulièrement de la fièvre typhoïde. Une révolution sûre et lente comme les révolutions bienfaisantes a changé le mode de traitement des fièvres : on ne parle guère aujourd'hui de panacée ; le seul spécifique que nous reconnaissions s'adresse uniquement au miasme paludéen ; on fait beaucoup la médecine des symptômes, ce qui est presque de l'hygiène ; bien loin de saigner et d'affaiblir, on nourrit et on soutient les fiévreux, ce qui en est tout à fait. Un grand médecin proposait même comme épitaphe glorieuse de Graves, ces simples mots : « *He fed fevers.* »

L'hygiène semble donc être la base du traitement des fièvres ; mais surtout elle s'adresse à la prophylaxie de ces maladies redoutables. Elle est le meilleur moyen de combattre les germes morbides que l'hérédité nous donne en naissant comme ceux qui nous attaquent dans le cours de la vie, qui sont répandus dans les aliments, dans l'eau, dans l'atmosphère. Une fois ces germes développés, une fois qu'ils ont pris possession de l'organisme, nos moyens de les modifier, de les détruire, d'arrêter ou de suspendre leurs effets sont bien incertains. Il faut donc, par dessus tout, chercher à prévenir ce développement par tous les moyens et, pour cela, s'enquérir aussi exactement que possible des causes que nous pouvons atteindre et des conditions, au moins, qui favorisent l'éclosion des maladies, détruire les unes, faire cesser les autres, ce qui est toujours possible dans une certaine mesure. Le médecin peut ainsi, sans exposer en rien les intérêts de la communauté, répandre sur ses semblables un bien incalculable.

La fièvre typhoïde serait donc due à l'empoisonnement des eaux, de l'air, par des matières fécales d'un certain genre ; c'est bien le cas de s'écrier comme Budd : « L'homme qui subjugue, pour les faire servir à ses » usages, les forces les plus titaniques de la nature, pourra-t-il rester » toujours à la merci de ces ignobles choses. »

Dans les villes la question au point de vue pratique semble des plus compliquées. Les vidanges sont, comme l'a dit M. Guéneau de Mussy, une de ces plaies nécessaires qui forment le revers de la médaille de la civilisation et le mode de désinfection, d'enlèvement, d'écoulement, d'utilisation, capable de satisfaire tout le monde est encore à trouver.

Il n'en est point de même dans les campagnes où les conditions sont bien plus simples, où ne manque pas l'espace, où chaque maison est presque partout entourée d'un champ, où les eaux potables sont presque toujours directement puisées à la source. Là les moindres précautions hygiéniques, les soins de propreté les plus ordinaires suffiront ; il faut seulement qu'ils soient exécutés et il appartient au médecin, quand une épidémie éclate à la campagne, de les indiquer minutieusement, de les imposer par son autorité, au besoin de se faire aider par l'administration pour les faire ponctuellement exécuter. Il sera compris et obéi quand il dira : « La fièvre typhoïde est dans le village ; elle n'est pas si redoutable que vous croyez, et je peux vous donner le moyen de la défier. Ne craignez point de soigner vos malades vous-mêmes, la maladie ne se prend point en les touchant, en les soignant ; ils peuvent seulement vous la communiquer par les matières qui sortent de leur corps. Portez donc au loin ces matières et recouvrez-les de terre ; lavez aussi leurs linges au loin et nettoyez vos mains complétement après ces soins donnés. Veillez à ce que l'eau que vous buvez ne puisse recevoir des infiltrations provenant de vos malades : au besoin servez vous d'eau de source, ce qui est si facile en pays de montagne. » Des paroles semblables raniment le courage, inspirent la confiance ; le malade cesse d'être un objet de crainte et de dégoût, la crainte et le dégoût sont reportés sur les ignobles choses dont on vient de parler et dont il est en résumé si facile de se débarrasser.

L'administration, la police, éclairées par le médecin, ont aussi le droit et le devoir d'intervenir; enfin le prêtre lui même ne dérogerait pas à ses fonctions en donnant en temps d'épidémie des exhortations familières dont le texte se trouverait naturellement chez le grand législateur des Hébreux. (*Deutéronome*, ch. xxiii.)

ASSOCIATION FRANÇAISE

POUR L'AVANCEMENT DES SCIENCES

EXTRAIT DES STATUTS ET REGLEMENT

STATUTS.

ART. 4. — L'Association se compose de membres fondateurs et de membres ordinaires; les uns et les autres sont admis, sur leur demande, par le Conseil.

ART. 6. — Sont membres fondateurs les personnes qui auront souscrit à une époque quelconque une ou plusieurs parts du capital social : ces parts sont de 500 francs.

ART. 7. — Tous les membres jouissent des mêmes droits. Toutefois, les noms des membres fondateurs figurent perpétuellement en tête des listes alphabétiques, et les membres reçoivent gratuitement pendant toute leur vie autant d'exemplaires des publications de l'Association qu'ils ont souscrit de parts du capital social.

RÈGLEMENT.

ART. 1er. — Le taux de la cotisation annuelle des membres non fondateurs est fixé à 20 francs.

ART. 2. — Tout membre a le droit de racheter ses cotisations à venir en versant une fois pour toutes la somme de 200 francs. Il devient ainsi membre à vie.

Les membres ayant racheté leurs cotisations pourront devenir membres fondateurs en versant une somme complémentaire de 300 francs. Il sera loisible de racheter les cotisations par deux versements annuels consécutifs de 100 francs.

La liste alphabétique des membres à vie est publiée en tête de chaque volume, immédiatement après la liste des membres fondateurs.

Les souscriptions sont reçues :

Au SECRÉTARIAT, 76, rue de Rennes.

Les souscriptions des membres fondateurs peuvent être versées en une seule fois,
ou en deux versements de chacun 250 francs.

IMPRIMERIE CENTRALE DES CHEMINS DE FER. — A. CHAIX ET Cie, RUE BERGÈRE, 20, A PARIS. — 18171-8.